UN PETIT MOT,

SUR

QUELQUES FORMULES PHARMACEUTIQUES

A MM. LES ÉLÈVES DE L'HOPITAL CIVIL ET MILITAIRE,

PAR

M. DARBEFEUILLE,

Docteur - Médecin, Chirurgien en chef,
Licencié ès-Sciences.

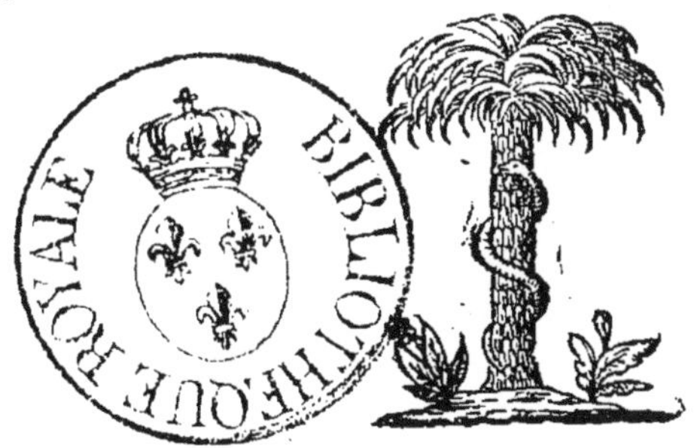

A Nantes, de l'Imprimerie du Commerce,

CHEZ VICTOR MANGIN FILS, RUE DU CALVAIRE, N° 1,

près de la rue Contrescarpe.

25 JUILLET 1824.

UN PETIT MOT

SUR QUELQUES

FORMULES PHARMACEUTIQUES.

Dans le nombre des formules dont l'application est moins souvent prescrite aujourd'hui, dans nos salles de clinique - chirurgicale, qu'elle ne l'était autrefois, nous en connaissons plusieurs dont la composition surannée doit être réformée, ou amendée et rajeunie pour soutenir quelques rapports avec l'état actuel de la science médicale. Plusieurs élèves qui ont le bon esprit de vouloir se rendre raison des effets qui doivent être produits par tel ou tel médicament, m'ayant exprimé le désir de connaître les matériaux qui composent ces agents; je ne peux les nommer sans signaler quelques vices de compositions faites sans raison. J'indiquerai en même temps le caractère d'un *Formulaire magistral*, digne de confiance, destiné à régulariser des prescriptions, dont les doses des matériaux qu'elles contiennent, peuvent ne pas être présentes à la mémoire au moment du besoin.

J'ai fait imprimer mes observations pour éviter les inexactitudes souvent commises sous la dictée, et qui ne seraient point sans inconvénient.

Le *Formulaire* est une collection de recettes de médicaments : nous en distinguons deux aujourd'hui qui se recommandent, il est vrai, par le nom de leur éditeur, mais dont l'un n'a pas, à notre avis, le même degré d'utilité pour favoriser l'instruction des étudiants et les premiers travaux cliniques des jeunes praticiens. Le *Formulaire* du docteur *Richard* est recommandable par la simplicité numérique des recettes qu'il contient, et par celle de leurs matériaux ; mérite que nous ne pouvons accorder à celui de *Cadet de Gassicourt*, dont la 5e édition a été confiée au docteur *Bally*, qui se flatte d'avoir ajouté 220 formules à celles, déjà trop nombreuses, des éditions précédentes, sans avoir eu l'heureuse idée d'en simplifier la composition : comme si la richesse de l'art consistait dans la pluralité numérique des formules et dans celles des substances qui les composent : sa vraie richesse doit plutôt être de pouvoir opposer aux maladies un petit nombre de substances, dont l'application rationnelle et physiologique puisse être en rapport avec le mode vital pathologique, c'est-à-dire, avec la nature et le génie de la maladie.

Le *Formulaire* que l'art médical peut avouer

avec gloire, et que l'instruction des élèves peut adopter avec succès, doit ne contenir que des formules simples, et assez précises, dans leur composition, pour ne pas présenter, dans la même formule, un mélange bizarre de plusieurs substances; les unes, de même nature, les autres, de nature opposée, qui, en s'affaiblissant réciproquement, ou se combinant entre elles, peuvent donner des résultats souvent non prévus. Ces formules et leurs ingrédients, agglomérés sans méthode et convenance, n'offrent à l'esprit de l'élève qu'une confusion d'idées disparates, qu'une surcharge fatigante : vaine parade de recettes futiles, que la science physiologique répudie avec force.

Cette sorte d'exubérance est aussi fatale à l'exercice de la médecine, que l'est à l'existence une obésité excessive. Ici, le principe vital succombe sous la masse. C'est donc avec toute raison que nous préférons et recommandons la troisième édition du *Formulaire* du *docteur Richard*, qui a le mérite de la simplicité désirée.

Loin de nous la pensée qu'un médicament ait une vertu spéciale pour guérir telle ou telle maladie à laquelle on l'applique, et guérisse par une vertu intrinsèque. Le parfait ignorant croit à la propriété curative d'une recette décorée d'un nom fastueux, qui séduit la crédulité toujours dupe, toujours victime.

Une grande vérité qu'on ne saurait trop inculquer dans l'esprit des étudiants, c'est que les médicaments, quels qu'ils soient, ne sont utiles que secondairement, qu'ils suscitent des changements organiques, dont le résultat doit être le rétablissement de la santé; ils ne produisent d'effets salutaires qu'en agissant d'abord sur l'économie vivante, qu'en modifiant convenablement l'action vitale générale ou locale.

Un choix raisonné d'un petit nombre de substances connues dans leur nature et leur propriété peut suffire pour remplir toutes les indications, et provoquer tous les modes de médication. Cette réunion d'agents, *toniques*, *relâchants*, *émollients*, *tempérants*, *excitants*, *calmants*, *évacuants*, etc., formera un formulaire que j'appelerai physiologique, parce que l'indication de chaque agent doit être subordonnée aux lois de la vie, lois qui régissent tous les actes organiques, en maladie comme en santé. Désirant prouver mon assertion sur la *poly-pharmacie* de plusieurs formules encore conservées, il me suffira, pour atteindre mon but, de me borner à un petit nombre, dont l'énoncé des matériaux constituants démontrera le vice de composition : j'en citerai en même temps quelques-unes, dont la confection simple, ne présentant rien de trop , fortifiera ma preuve.

Pour éviter la répétition du mot *composition*, à

chaque formule, nous nous servirons de cette abréviation : *comp.*

Eau blanche. — *Comp* : Une cuillerée d'*extrait de Saturne* dans une pinte d'eau.

Extrait de Saturne. — *Comp* : Litharge et vinaigre : de leur ébullition on obtient un composé nommé *acétate* de *plomb liquide* (*extrait de Saturne*); *plomb* autrefois nommé *saturne.*

Ce métal mis en fusion, en contact avec l'air, s'oxygène à différens degrés.

1er Degré d'oxygénation. — Protoxide de plomb demi-vitreux (*litharge.*)

2e Degré d'oxygénation. — Deutoxide de plomb (*minium.*)

3e Degré d'oxygénation. — Tritoxide de plomb, sans usage.

Sous carbonate de plomb. — *Comp* : Plomb et acide carbonique (*céruse*). Ce sel uni à l'huile et à la cire blanche, forme l'*onguent blanc de rhasis*, sorte de *cérat.*

Ces divers produits, obtenus du plomb, étant susceptibles d'absorption, peuvent occasioner des accidents graves dans l'économie animale : sorte d'empoisonnement plusieurs fois constatée. Appliqués à l'extérieur, ils sont astringents, répercutent, et ne conviennent pas dans les cas de tension phlogistique avec douleur, et d'éruption qu'il faut favoriser.

Onguent. *Unguentum.* Du verbe latin *ungere, oindre.* —
Médicaments extérieurs, et un peu consistants ;
composés de corps graisseux, huileux ; de poudres
végétales, résineuses, d'oxides métalliques, etc.

Onguent
digestif.

Comp : Térébenthine (corps résineux), huile
rosat, jaune d'œuf ; nommé *digestif*, parce qu'on
lui attribuait la vertu de mûrir la suppuration,
due à l'action excitante de la résine, idée fausse
que nous démontrerons bientôt.

Onguent
de la mère.

Comp : Protoxide de plomb demi-vitreux (litharge), cire jaune, graisse, beurre, suif, huile
d'olive. Pourquoi tant de corps gras si susceptibles
de rancidité par l'action du feu, et par le temps
qui développe dans toute graisse l'acide sébacique,
cause suffisante d'âcreté et d'irritation ? D'ailleurs,
tout corps gras et huileux doit faire prédominer
le tissu muqueux ou celluleux d'une surface qu'il
amollit, et le principe d'irritation que nous avons
signalé doit exciter son état nerveux : cet onguent,
mal confectionné, ne convient jamais s'il existe
un centre d'irritation bien manifeste, puisqu'il est
irritant. On doit amender sa composition, en n'em-
ployant qu'un seul corps gras.

Onguent
de styrax.

Comp : Styrax liquide, colophane, gomme
élémi, cire jaune, axonge, huile de noix. Pourquoi trois substances résineuses, lorsqu'une seule
doit suffire ? A-t-on supposé trois propriétés diffé-
rentes et trois actions ? On peut supprimer deux

résines et l'axonge : confection à simplifier : action irritante ; il faut apprécier le cas d'application.

Onguent d'Arcéus. — *Comp* : Térébenthine, résine élémi, axonge, suif, deux corps résineux, deux corps gras. Confection à simplifier, en supprimant une résine et le suif; action irritante.

Onguent égyptiac. — *Comp* : Sous-acétate de cuivre (*vert de gris*), vinaigre, miel. Le nom d'onguent ne convient pas, puisqu'il ne contient pas de substances grasses. Ce *sous acétate*, placé parmi les poisons minéraux, peu uni au miel, peut être absorbé : possibilité d'empoisonnement; son application à l'extérieur est suspecte : éviter de l'appliquer sur une large surface ulcérée; il peut réprimer les fongosités, les chairs blafardes, sans action des ulcères atoniques : ne jamais l'appliquer s'il y a tension, douleur.

Onguent basilicum. — *Comp* : Poix noire, résine, cire, huile. Confection à simplifier, d'ailleurs très-remplaçable.

Onguent d'althéa. — *Comp* : Huile de mucilage, poix-résine, térébenthine, cire jaune; deux corps résineux : fausse dénomination. Cet onguent est loin d'être adoucissant, émollient, comme son nom d'*althéa* semble l'annoncer; il doit au contraire être irritant.

Mondificatif d'ache. — *Comp* : Des plantes narcotiques et des plantes irritantes, poix-résine, térébenthine, suif, huile, cire : un mélange de plantes opposées; deux résines, un corps gras, un corps huileux; composition bizarre, non rationnelle, à rejeter.

Onguent mercuriel. *Comp* : Mercure, axonge, parties égales. L'acide sébacique qui se forme dans l'axonge, se combine avec le mercure porté à une extrême division par une trituration assez prolongée. Il résulte un sel mercuriel absorbable, et susceptible d'action.

Onguent citrin. *Comp* : Nitrate mercuriel et axonge. On l'applique en frictions contre l'éruption psorique (*galle*), mais sans rougeur érésipélateuse; il faut alors temporiser, etc.

Graisse oxygénée. *Comp* : Acide nitrique, axonge. On s'en sert en frictions contre la galle, et les dartres récentes et simple. On semble attribuer ses effets à l'action de l'oxygène, une des parties constituantes de l'acide nitrique.

Cérat. *Comp* : Cire blanche, huile d'olive. Cet onguent, d'une très-simple composition, peut souvent servir d'excipient, pour formuler sur le moment, en ajoutant la substance, ou active, ou calmante, dont on a besoin.

Emplâtre simple. *Comp* : Protoxide de plomb (*litharge*), huile d'olive. Il devient souvent un excipient, si l'on veut ajouter quelque autre substance au besoin.

Emplâtre gommeux. *Comp* : Poix - résine, galbanum, sagapenum, térébenthine, gomme ammoniaque, cire jaune : cinq sortes de résines, lorsqu'une seule suffirait. Confection à simplifier : excitant.

Sparadrap. *Comp* : C'est l'emplâtre simple étendu sur de

(11)

la toile, peau ou sur papier, destiné à maintenir ce qu'on aqplique sur un petit ulcère, etc.

Emplâtre diapalme.   *Comp :* Protoxide de plomb (*litharge*), sulfate de zinc (*vitriol blanc*), huile d'olive, axonge, cire blanche, eau ; l'huile peut suffire.

Emplâtre diachylum simple,   *Comp :* Protoxide de plomb, huile de mucilage, décoction de racine de glaïeul. L'emplâtre dia-palme peut le remplacer.

Emplâtre diachylum composé.   *Comp :* Le diachylum simple, poix, térébenthine, bdellium, galbanum, sagapenum, gomme ammo-niaque, cire jaune. Pourquoi six corps résineux ? à simplifier, ou mieux, on peut s'en passer.

Emplâtre agglutinatif.   On peut le composer avec un peu de chaux et du blanc d'œuf ; il adhère puissamment, ne s'a-mollit point par la chaleur, ne s'humecte point par la transpiration, et ne se détache point de la peau ; il convient donc comme agglutinatif, pour maintenir rapprochés les bords d'une plaie simple.

Une couche sur un morceau de taffetas, et aromatisée, peut imiter le taffetas d'Angleterre.

Emplâtre d'André-de-la-Croix.   *Comp :* Poix blanche, résine élémi, térébenthine, huile de laurier : trois corps résineux, lorsqu'un seul peut suffire. On peut à la rigueur le réformer.

Emplâtre pour les bougies.   *Comp :* Protoxide de plomb, cire, suif, huile de noix. On préfère avec raison les bougies de gomme élastique.

Emplâtre de ciguë.

Comp : Feuille de ciguë contusées, poix-résine, poix blanche, gomme ammoniaque, cire jaune, trois résines excitantes; dénomination fausse et très-inexacte. Si l'on désire un emplâtre narcotique et calmant, on peut associer l'extrait de ciguë, un peu d'opium en nature, et la gomme qui servira d'excipient.

Emplâtre de savon.

Comp : Diapalme simple, sous carbonate de plomb (*céruse*), savon, cire blanche, eau. Une composition plus simple et préférable est celle-ci : emplâtre simple et savon blanc. Si on y ajoute le camphre en poudre, c'est l'*emplâtre de savon camphré;* il est plus actif, meilleur résolutif. Application à apprécier. Autre procédéplus simple : une once de camphre dans une livre de savon, très-bon résolutif.

Emplâtre vésicatoire ordinaire.

Comp :Cantharides, poix blanche, térébenthine, cire. On peut remplacer la cire par l'huile d'olive, pour diminuer sa consistance. On peut encore se servir de mie de pain, ou de farine arrosée de vinaigre, et ajouter les cantharides en poudre; l'onguent basilicum peut encore servir d'excipient.

Onguent épispastique

(*Qui attire sur*) Sans cantharides, quand on redoute leur action sur les voies urinaires : térébenthine, ou onguent basilicum, semences de moutarde, ou pyrèthre, ou euphorbe, ou poivre, etc.

Collyre de Lanfranc.

Comp : Vin blanc, eaux distillées de roses, de plantain, sulfure d'arsenic jaune, oxide vert de cuivre, myrrhe, et aloës produit végétal actif. Formule mal nommée, parce qu'elle n'est point applicable aux yeux, comme on pourrait le croire, d'après le mot collyre. Médicament composé très-actif et *simplifiable*. On l'applique avec un pinceau sur les ulcères fongueux, vénériens, les aphtes, mais sans inflammation, sans douleur ; cette recette peut être remplacée facilement par des moyens plus simples et déjà connus.

Comp : Six espèces de plantes narcotiques, treize espèces de plantes aromatiques, huile d'olive ; composition mal ordonnée, non rationnelle. On ne calme pas avec des excitants : les aromatiques à supprimer.

Formule plus simple et plus directe : quelques grains d'extrait de ciguë, deux grains d'opium dans une demi-once d'huile d'olive. Ce médicament remplacera, avec beaucoup de raison et d'avantage, ce qu'on appelle à tort depuis long-temps *baume tranquille.*

Comp : Sept espèces de corps résineux, huit espèces de plantes aromatiques, succin, alcool ; composition vicieuse, par le nombre d'ingrédients de même nature. A simplifier.

Les résines sont des produits végétaux, extraits par incision de plusieurs arbres et arbustes, tels que le pin, le sapin ; insolubles dans l'eau, et solubles par l'alcool, l'éther, les huiles grasses, les essentielles : leur saveur est âcre, elles sont excitantes : unies aux huiles, elles entrent dans la confection des onguents et des emplâtres.

Décomposées par le feu, elles donnent beaucoup de gaz hydrogène carboné, avec huile empyreumatique, c'est-à-dire, d'une odeur et d'une saveur désagréables.

Il suffit de connaître quelques substances toniques, stimulantes et autres opposées, pour faire au besoin diverses préparations capables de remplacer par leur mode d'action ces divers médicaments.

On peut avoir à sa disposition diverses poudres : de quinquina, d'iris de Florence, de colophane, de réglisse, de gentiane, de carbonate ammoniacal, de carbonate de potasse, de gomme, de camphre, etc., qu'on peut unir séparément, suivant l'indication, à l'alcool, au vin, au vinaigre, à l'eau de guimauve, au cérat, à l'acétate de plomb liquide (*extrait de Saturne*), etc., comme agents et excipients, d'après l'indication donnée par l'état de la surface ulcérée, des sinuosités, des clapiers, etc, qu'il faut ou exciter, ou calmer, ou relâcher, ou fortifier, etc. A ces moyens s'associent le nitrate d'argent, la poudre arsenicale, et autres caustiques que nous ferons connaître, et dont le mode d'action est indiqué par une altération particulière de l'ulcère.

Il est évident que presque tous les onguents que nous avons désignés, sont excitants, et que l'irritation qu'il produisent est encore augmentée par le contact de l'air, à l'instant du pansement, pendant qu'on s'obstine, à tort, à absorber la matière purulente qui couvre la surface, et la défend contre l'action de l'air. Dans les cas simples, la couche d'un pus louable est préférable aux onguents et autres moyens qu'on applique sur la surface ulcérée. Cette couche préparée par l'action vitale est plus en rapport avec cette surface que les moyens préparés par l'art. La doctrine physiologique défend de la remplacer par les couches de cérat, de digestif, d'Arcéus et autres. Il faut se rappeler que les huiles qui entrent dans leur confection rancissent, que les graisses se détériorent par l'acide sébacique, et que les corps résineux excitent; d'où l'irritation qui entretient la suppuration, s'oppose au développement des bourgeons charnus, et retardent la formation de la cicatrice. Le rapprochement si bizarre de plusieurs substances de nature différente, et si opposées entre elles dans leurs propriétés et dans ce qu'elles doivent effectuer, atteste l'enfance de l'art, la vétusté de ces confections et l'ignorance de la physiologie.

Le pus est le produit de l'action vitale, d'une tumeur enflammée, d'une surface ulcérée : sans inflammation suffisante de la première, et sans un degré d'irritation convenable de la seconde, point de formation de *pus*. Si la tumeur est sans douleur, sans chaleur, sans rougeur, il faut exciter la sensibilité, ranimer l'action vitale qui est au-dessous du besoin pour décider une terminaison, soit par résolution, alors absorption, soit par suppuration si elle paraît préférable. Si le tissu d'une surface ulcérée est mou, baveux, sans chaleur et rougeur, l'exsudation purulente est détériorée, sans consistance, avec dépravation de couleur et d'odeur; sorte de décomposition, qui indique que l'action vitale débilitée n'a plus assez d'énergie pour conserver : il faut stimuler avec la poudre de quinquina, le camphre, le vin, le vinaigre, etc. La clinique chirurgicale exige donc une sage appréciation de l'action vitale générale et locale : car c'est elle qui forme le pus; elle est donc *maturative* et *suppurative* : c'est elle qui donne à toute surface ulcérée les conditions requises pour la cicatrisation; c'est encore elle qui forme la cicatrice; elle est donc *détersive* et *cicatrisante.*

Il suffira de bien connaître le degré d'action vitale qui convient à chaque état et à chaque temps, pour appliquer le moyen que cette action réclame. 1°. Ce moyen sera émollient, calmant, quand l'action aura trop d'intensité, quand il y aura tension et douleur; car la douleur décide l'irritation, la conserve : d'où la fluxion phlegmasique;

ici l'application des sangsues calmera. 2°. Ce moyen sera tonique, stimulant, propre à exciter la sensibilité, quand le trop de laxité, et l'atonie d'une surface ulcérée entretient l'état de mollesse des chairs et la dépravation du pus, alors on associe avec avantage la potasse aux toniques et à l'alcool camphré. On voit dans quelles circonstances d'une tumeur et d'un ulcère une application émolliente, humectante, est un *maturatif*, un *détersif*, et dans quelle autre une application active, stimulante doit donner les mêmes résultats : ainsi deux médicaments opposés dans leur nature et leurs propriétés doivent produire le même effet, s'ils sont appliqués physiologiquement. Dans une circonstance favorable, et un cas de simplicité de l'ulcère, la charpie imbibée d'eau tiède, et renouvelée à distance, peut remplir les indications précitées, que l'ancienne méthode spécifiait, diversement, depuis les premiers moments de la plaie ulcérée jusqu'au temps de la cicatrice. C'est un fait d'observation que la physiologie explique : appliquons ici comme nous devons l'appliquer dans beaucoup d'autres cas, cette *vérité hippocratique* : *Natura morborum medicatrix : medicus naturæ minister.*

On peut maintenant apprécier à quoi se réduit l'antique distinction des *onguents* et *emplâtres*, en *maturatifs, suppuratifs, détersifs, incarnatifs et cicatrisants*, puisque ces cinq phénomènes organiques généraux appartiennent à l'action vitale modifiée convenablement : la physiologie est donc le guide le plus fidèle de la clinique chirurgicale.

Continuons notre examen analytique des formules

Caustiques. Nom donné aux agents qui détruisent promptement les tissus organisés, et forment avec eux des combinaisons chimiques, dont le produit est nommé *escarre.*

Poudre arsenicale de Côme. Comp : Sulfure de mercure rouge (*cinabre artificiel*), acide arsenieux (*arsenic blanc*), sang-dragon (*corps résineux*), cendres de cuir tanné : le sulfure ne sert qu'à colorer. On ne se rend pas raison de la présence des cendres; toute l'action appartient à l'*acide arsenieux*; les autres substances sont inutiles, et peuvent être remplacées par la poudre de gomme adragante, ou de réglisse, etc., comme excipient. L'application de cette poudre sur une grande surface serait dangereuse; l'*acide arsenieux* très-absorbable peut empoisonner : on ne doit donc l'appliquer qu'avec réserve. Il désorganise la surface qu'il recouvre, et forme escarre.

Trochisques de minium. Comp : Deutochlorure de mercure (*muriate suroxygené de mercure*), oxide rouge de plomb (*minium*), mie de pain : tout l'effet est dû au *deutochlorure*, l'oxide rouge ne sert qu'à colorer; ainsi dénomination inexacte : formule à simplifier. Le trochisque désorganise, forme escarre : c'est ainsi qu'agissent le *nitrate d'argent* (pierre infernale), le *chlorure d'antimoine* (beurre d'antimoine), et la *potasse caustique* (pierre à cautère.)

llyre. Dénomination des remèdes extérieurs des yeux.

nmade Janin. *Comp* : Oxide de zinc impur (*tutie*), proto-chlorure de mercure (*calomel*), bol d'Arménie, sorte d'argile colorée en rouge par le fer, sain-doux pour excipient.

On doit préférer l'oxide de zinc sublimé à la tutie : cet oxide seul, ou le proto-chlorure de mercure seul, peut suffire; le bol d'Arménie est au moins inutile : cette pommade, ainsi amendée, est applicable aux phlegmasies chroniques du bord des paupières, sans douleurs, aux taies récentes, (*albugo*), bon résolutif.

nmade Lyon. *Comp* : Oxide rouge de mercure, onguent rosat. Cet oxide est obtenu par l'ébullition prolongée du mercure, en contact avec l'air, dans une cornue. On l'a nommé d'abord *précipité rouge;* c'est aujourd'hui le *deutoxide de mercure.*

portion. Trois ou quatre grains de deutoxide, onguent rosat, un gros; même application que celle de Janin.

Autre nmade. *Comp* : Sulfate de zinc deux grains, onguent rosat un gros; même application. Il me semble qu'on doit préférer les collyres mous et assez actifs au collyre sec, composé de *tutie* et de sucre candi pulvérisé, et insufflé sur l'œil.

Quelquefois il faut calmer : on compose alors un collyre avec deux grains d'extrait gommeux d'opium, ou d'extrait de ciguë, et un demi-gros d'onguent rosat, ou dissous dans l'eau de guimauve tiède.

Teinture de gentiane am- moniacale. (*Elixir de Peyrilhe.*) Racine de gentiane, carbonate ammoniacal, alcool. Médicament tonique, excitant la caloricité, la tonicité du système capillaire artériel et du système absorbant, indiqué dans la diathèse atonique scrophuleuse, sans douleurs et tension de l'abdomen, sans fièvre.

Ces dernières formules n'ont rien de trop dans leur confection.

DES CALMANTS.

Laudanum liquide. *Comp* : Opium, safran, cannelle, girofle, vin d'Espagne. Médicament très-usité. On ne calme pas directement avec la cannelle, le girofle et le vin, substances toniques et excitantes. Cette formule pourrait convenir dans les affections nerveuses asthéniques, mais elle nuirait dans celles avec sthénie ; ici l'opium convenablement préparé est indiqué : en supprimant la cannelle et le girofle, on aurait un *laudanum* modifié.

*Sirop
extrait
mnieux
opium.*

Comp : Extrait d'opium, sucre, eau, rien de trop; une once de ce sirop, fait d'après les proportions des matériaux, contient deux grains d'opium : donnée en trois ou quatre fois; calmant direct.

*irop de
arabé.*

(*Karabé, ambre jaune, succin.*) *Comp* : Sirop d'opium, acide succinique; dénomination fausse. Pourquoi ne le pas nommer sirop d'opium succiné? On le dit calmant et anti-spasmodique.

*llules de
noglosse.*

Comp : Racine de cynoglosse, *mucilagineuse*, semences de jusquiame, *plante narcotique*; extrait d'opium par le vin, sirop d'opium, myrrhe, encens, safran, castoreum.

Ces pillules ne sont calmantes qu'à raison de l'opium, peut-être de la jusquiame; mais croit-on calmer avec la myrrhe, l'encens, le castoreum ? Cette composition est évidemment vicieuse, et sa dénomination est fausse.

Ces pillules sont ordinairement assez solides pour ne se liquéfier que lentement dans l'estomac; elles ne peuvent donc agir dans le moment convenable : leur effet calmant est d'ailleurs plus que douteux. Ne doit-on pas plutôt craindre qu'elles n'excitent. Le *sirop d'opium*, et quelquefois le *laudanum modifié*, sont à préférer si l'on désire calmer promptement.

On trouve encore parmi les calmants, les *pillules de Starkei.* — *Comp* : Savon de Starkei, ellébore (*purgatif*) et opium. — Les ingrédients du savon sont le sous - carbonate de potasse et l'huile de térébenthine. Il est évident que ces pillules doivent être plus excitantes que calmantes : à rejeter.

Je cite au hasard une formule très-usitée, c'est le *looch blanc.* — *Comp* : Amandes douces, amandes amères, huile d'amandes douces, eau, sucre, gomme adragante, eau de fleurs d'oranger.

Cette composition peut être simplifiée, sans perdre de sa vertu adoucissante, en supprimant l'huile d'amandes douces et les amandes amères.

Looch calmant. Sirop de gomme adragante et d'extrait gommeux d'opium, eau.

Ces citations doivent suffire pour savoir apprécier la composition de toute autre recette, simplifier la confection de celles qui sont trop composées, et pour démontrer ce qui doit résulter d'heureux pour l'art et le malade, en prescrivant de préférence des médicaments simples, et quelques combinaisons binaires, utiles et remarquables par la simplicité de leur préparation.

Nous nous croyons suffisamment fondé à conclure qu'il importe beaucoup de connaître la composition des instruments avec lesquels nous devons agir, puisque les effets qui doivent résulter de leur action doivent différer d'après les matériaux différents qui les composent; et nous croyons avoir rempli le but que nous nous étions proposé de démontrer que les compositions de plusieurs formules usitées doivent être corrigées pour l'avantage de l'art, et peuvent être remplacées, avec économie, par les substances que j'ai énumérées plus haut : avec elles on formera à volonté, et avec simplicité, un médicament extérieur ou émollient, ou calmant, ou tonique, ou excitant, etc. On graduera son action d'après ce qui sera indiqué, et cette action locale doit trouver un auxiliaire dans l'action du médicament intérieur et du régime que l'indication rationnelle prescrira.

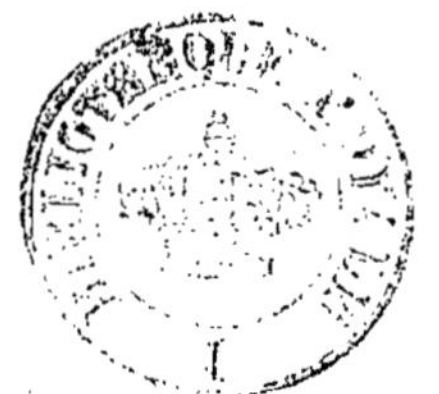